Deville. J.J.

AF466687

Td57
445

MÉMOIRE

ET OBSERVATIONS

SUR L'ÉPIDÉMIE

DE CHOLERA MORBUS,

QUI A RÉGNÉ AU BENGALE PENDANT L'ÉTÉ DE 1818.

Livres qui se trouvent chez le même Libraire.

Brunaud. De l'Hygiène des Gens de lettres, ou Essai médico-philosophique sur les moyens les plus propres à développer ses talens et son aptitude naturelle pour les sciences, sans nuire à sa santé et sans contracter de maladie. *Paris*, 1819. *In*-8. *br.* 7 fr.

Louyer-Villermay. Traité des Maladies nerveuses ou vapeurs, et particulièrement de l'hystérie et de l'hypocondrie. *Paris*, 1816, 2 *vol. in*-8. *br.* 11 fr.

Loiseleur-Deslongchamps. Nouveau Voyage dans l'empire de Flore, ou Principes élémentaires de botanique, suivant la méthode du Jardin du Roi. *Paris*, 1817, 2 *parties en* 1 *vol in*-8. *br.* 7 fr. 50 c.

— *Du même.* Manuel des plantes usuelles, ou Abrégé de l'Histoire des plantes de France, contenant leurs descriptions, leurs propriétés, leurs usages dans la médecine, la pharmacie et l'économie domestique. *Paris*, 1819, 2 *vol. in*-8. *br.* 12 fr.

L'Art de soigner les pieds, contenant un Traité sur les cors, verrues, durillons, oignons, engelures, les accidens des ongles et leurs difformités; troisième édition : par M. La Forest, ancien chirurgien-pédicure du Roi. *In*-12. *fig. br.* 2 fr. 25 c.

L'Art de faire les Eaux-de-vie, d'après la doctrine de M. Chaptal; suivi de l'Art de faire les Vinaigres; nouv. édit.; par M. Parmentier, membre de l'Institut de France. *In*-8. *fig. br.* 3 fr. 75 c.

Fillassier. Culture de la grosse Asperge, dite de Hollande, avec les procédés à suivre pour la cultiver avec succès en toutes sortes de terres; nouvelle édition. *In*-12. *br.* 1 fr. 50 c.

Alphonse Le Roy. Médecine maternelle, ou l'Art d'élever et de conserver les enfans. *In*-8. *br.* 6 fr.

— *Du même.* Manuel des Goutteux et des Rhumatisans, ou Recueil de remèdes contre ces maladies; seconde édition, augmentée. *In*-18. *br* 2 fr. 50 c.

Le Pelletier. Traité complet de la Maladie scrophuleuse, et de ses différentes variétés, avec les moyens propres à en garantir les enfans. *Paris*, 1818, *in* 8. *br.* 7 fr.

Boivin (Madame). Mémorial de l'Art des accouchemens, ou Principes fondés sur la pratique de l'Hospice de la Maternité de Paris, et sur celle des plus célèbres praticiens nationaux et étrangers : suivi de cent trente-six gravures représentant le mécanisme de toutes les espèces d'accouchemens tant naturels qu'artificiels : ouvrage placé par décision ministérielle au rang des livres classiques des élèves de l'Ecole d'Accouchemens. Deuxième édition, considérablement augmentée. *Paris*, 1817. *In*-8. *br.* 11 fr.

— *Du même.* Nouveau Traité des Hémorrhagies de l'utérus, ou pertes de sang, traduit de l'anglais; précédé d'une notice historique sur le traitement des hémorrhagies utérines; et suivi d'une Lettre de M. Chaussier sur la Structure de l'utérus. *Paris*, 1818. *In*-8. *br.* 6 fr. 50 c.

Carbonel. Elémens de Pharmacie, fondés sur les principes de la Chimie moderne, nouvelle édition augmentée. *In*-8. *br.* 3 fr.

MÉMOIRE
ET OBSERVATIONS
SUR L'ÉPIDÉMIE
DE CHOLERA MORBUS,
QUI A RÉGNÉ AU BENGALE PENDANT L'ÉTÉ DE 1818;

PAR J.-J. DEVILLE,

Chirurgien du navire *la Seine*, ancien élève de l'École-pratique de Paris, ex-Chirurgien interne de l'hospice de la Charité.

Cholera morbus epidemicè jam sæviebat, et insueto tempestatis calore evectus, atrociora convulsionum symptomata. . . . . . . secum trahebat. . . .

SYDENHAM.

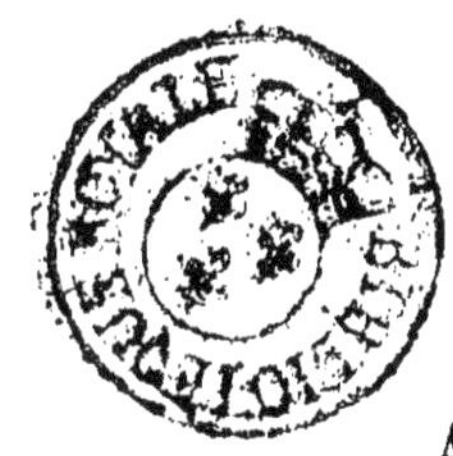

A PARIS,

Chez MÉQUIGNON l'aîné père, Libraire de la Faculté de Médecine, rue de l'École de Médecine, n° 9, vis-à-vis celle Hautefeuille.

M. DCCC. XIX.

INSTITUT DE FRANCE.

ACADÉMIE ROYALE DES SCIENCES.

Le Secrétaire perpétuel de l'Académie pour les Sciences mathématiques, certifie que ce qui suit est extrait du procès-verbal de la séance du lundi 21 juin 1819.

L'Académie des Sciences a écouté avec intérêt, dans sa séance du 24 mai dernier, la lecture des Observations sur une épidémie de *Cholera morbus*, ou de coliques atroces, qui a régné au Bengale pendant l'été de l'année dernière, et qui ont été recueillies sur les lieux mêmes par M. Deville, jeune chirurgien français, embarqué à ce titre sur un vaisseau marchand qui a séjourné pendant plusieurs mois à Calcutta.

Nous avons été chargés, MM. Portal, Pinel et moi, d'examiner ce Mémoire, et de faire le rapport que nous avons l'honneur de vous présenter.

La variété des opinions émises sur la nature et le traitement du *Cholera morbus*, la marche rapide de cette cruelle maladie, sont de puissans motifs pour accueillir de nouvelles recherches et des observations qui ont pour objet d'éclairer l'histoire d'un point de pathologie aussi digne de fixer l'attention des médecins.

Il serait difficile sans doute de surpasser l'exactitude et la clarté des descriptions du *Cholera*, que nous en ont tracés Hippocrate, Paul d'Egine, Aëtius, Aretée, etc., d'indiquer un traitement plus rationel et plus méthodique que celui dont l'illustre Sydenham a démontré l'utilité; d'ajouter aux savantes remarques de Bontius (1), de Jean Hunter (2),

(1) *De Medicinâ Indorum.*

(2) Sur les maladies de la Jamaïque, en anglais.

de Jacq. Lind (1), etc., sur les constitutions atmosphériques chaudes et humides, si propres à favoriser le développement du *Cholera morbus ;* mais on peut confirmer des vérités connues par des observations nouvelles et recueillies avec soin, dévoiler les pratiques vicieuses, propager celles que le temps et l'expérience ont sanctionnées, signaler d'autres médicamens dont l'importance et l'efficacité est moins généralement admise. Tel est le but que M. Deville semble s'être proposé dans le Mémoire dont nous allons rendre compte.

Les premiers jours du printemps de 1818 avaient été humides à Calcutta, lorsque la température de l'atmosphère s'éleva au mois de mai jusqu'au 34° du thermomètre de Réaumur, et se soutint ainsi pendant huit ou dix heures tous les

(1) Essais sur les maladies des pays chauds, en anglais.

jours jusqu'à la mi-juin. Les ouvriers, obligés de travailler sous un soleil brûlant, n'ayant pour réparer leurs forces que des alimens grossiers, furent atteints les premiers de la maladie qui se manifesta bientôt dans les autres classes des habitans. La chaleur augmentant de plus en plus, l'épidémie étendit ses ravages; les naturels et les Européens ne tardèrent pas à en être frappés. La mortalité devint effrayante, et les funestes résultats de cette épidémie meurtrière furent encore aggravés par l'abus des purgatifs et la pratique barbare des médecins bengalys.

Le tableau que M. Deville fait du *Cholera morbus*, décèle un observateur fidèle et judicieux. Vomissemens répétés d'une matière verte, ou d'une humeur plus foncée verdâtre, brune, et quelquefois noire, en même temps déjections alvines fréquentes et semblables aux matières rendues par le haut; sentiment d'une douleur vive, déchirante et brûlante dans l'estomac et les intestins; anxiétés, soif ardente, ventre dur et tendu, urines rares, pouls intermittent, petit, quelquefois imperceptible; syncopes, sueurs froides, yeux fixes, délire, convulsions, etc.

La terminaison de cette effrayante maladie n'était pas moins brusque que son invasion : quelques heures, un jour ou deux étaient à peine écoulés, que le malade n'existait plus, si la cessation des vomissemens et des déjections alvines n'annonçaient pas une crise salutaire, suivie d'un prompt retour à la santé.

Sydenham, dont le talent pour l'observation rappelle les beaux jours de la médecine grecque, dans les épidémies de *Cholera morbus* qui régnèrent à Londres en 1669 et 1676, reconnut les avantages inappréciables des délayans, et surtout l'administration de l'opium dissous dans le vin, composé qui est connu aujourd'hui sous le nom de *laudanum de Sydenham;* et sa méthode est devenue celle de tous les médecins éclairés. Les observations de M. Deville confirment l'utilité de la pratique du célèbre médecin anglais, en même temps qu'elles font connaître les heureux effets de l'éther sulfurique et de quelques autres moyens thérapeutiques, auxquels on n'a pas attaché jusqu'à ce jour beaucoup d'importance.

Notre confrère, M. de La Billardière, dans une note qu'il a eu la complaisance de remettre à vos commissaires, nous rappelle cependant qu'il a consigné dans le tome 1er du *Voyage à la recherche de Lapeyrouse* (1), des faits qui prouvent

(1) Page 299 à 301.

« Ainsi la terrible fièvre de Batavia n'est plus aussi re-
» doutée depuis quinze à dix-huit ans, qu'on y a basé le
» traitement sur ces moyens curatifs. Le musc, à la dose

que les maladies aiguës des pays chauds, et surtout marécageux, dans lesquels les symptômes prédominans annoncent un grand trouble dans le système nerveux, cèdent en général à l'usage presque exclusif des anti-spasmodiques.

M. Deville a prescrit avec succès, tantôt l'éther sulfurique exclusivement, tantôt le laudanum. Ces deux médicamens, administrés de concert, ont produit des résultats aussi favorables. Enfin, dans quelques cas particuliers, l'eau de riz, le diascordium, des potions cordiales, des limonades, des sinapismes, des vésicatoires ont été associés aux deux moyens thérapeutiques, bases principales du traitement.

» d'un quart ou un demi-grain, donné de demi-heure » en demi-heure, réussit ordinairement. On l'associe souvent à quelques grains d'extrait de quinquina. — Nous » eûmes la satisfaction d'obtenir à Amboine, au moyen de » l'éther sulfurique, un succès complet dans une semblable » fièvre qu'y eut l'aumônier naturaliste de l'expédition. »

Nous aurions désiré que l'auteur fût entré dans quelques détails sur les motifs qui l'ont engagé à le modifier d'une manière aussi remarquable. Peut-il être indifférent d'administrer le laudanum à forte dose, 30, 40 ou 50 gouttes, c'est-à-dire deux ou trois grains et demi d'opium, ou simplement l'éther sulfurique étendu d'eau sucrée? Ces médicamens ont-ils des avantages déterminés et particuliers dans telle ou telle circonstance? Quels sont les cas où il faudrait se borner entièrement à leur emploi? En est-il où il soit indispensable de favoriser leur action isolée ou combinée par d'autres moyens auxiliaires?

Voilà des questions auxquelles le Mémoire ne donne pas de solution. Un autre regret que nous partageons avec l'auteur des Observations, c'est que les circonstances et les préjugés du pays l'aient mis dans l'absolue impossibilité de faire sur quelques-uns des cadavres des nombreuses victimes de cette épidémie, les recherches propres à déterminer le siége de la maladie, et les divers états d'altération des organes qui paraissaient si profondément lésés dans leurs fonctions.

M. Deville assure, dans son Mémoire, que sur huit malades, il en a généralement guéri sept par le mode de traitement qu'il a adopté ; et il fait remarquer à la fin de son travail, que par un heureux hasard, c'est surtout à des Anglais ou à des peuples soumis à leur domination, qu'il a fait une heureuse application des principes qu'il avait puisés dans la lecture des ouvrages de Sydenham, le praticien le plus expérimenté et le médecin observateur le plus habile qu'ait produit l'Angleterre.

Nous proposons à l'Académie d'engager l'auteur à publier ses Observations, qui sont bien rédigées, et qui sont propres à éclairer la médecine-pratique sur le traitement de la maladie que l'auteur a observée soigneusement, décrite avec exactitude, et traitée très-heureusement.

Signé PORTAL, PINEL, DUMÉRIL, *rapporteur.*

L'Académie approuve le rapport et en adopte les conclusions.

Certifié conforme à l'original, le secrétaire perpétuel, chevalier des ordres royaux de Saint-Michel et de la Légion d'Honneur, DELAMBRE.

MÉMOIRE
ET OBSERVATIONS
SUR L'ÉPIDÉMIE
DE CHOLERA MORBUS,
QUI A RÉGNÉ AU BENGALE PENDANT L'ÉTÉ DE 1818.

Tous les journaux de l'Europe ont parlé des grands ravages que le *Cholera morbus* a faits dans l'Inde, et surtout dans le Bengale; m'étant trouvé sur les lieux, et par conséquent spectateur de cette terrible épidémie, ayant eu occasion de la traiter souvent et de connaître les moyens employés par les médecins anglais, et plus particulièrement encore ceux des soi-disant médecins du pays, je crois devoir exposer les faits dont j'ai été le témoin, et que ma place de chirurgien d'un vaisseau marchand français, qui est resté plusieurs mois à *Calcutta*, m'a mis à même d'observer. Avec plus d'âge et par conséquent d'instruction, j'eusse pu développer d'avantage ce sujet intéressant;

mais j'essayerai de suppléer à ce qui me manque sous ce rapport, par la fidélité de mes observations, genre de mérite qui doit précéder et accompagner tous les autres dans la carrière médicale.

L'invasion du *Cholera* était si prompte, sa marche si rapide et ses suites si funestes, que l'histoire de cette maladie doit exciter la curiosité et le plus vif intérêt des gens de l'art. La manière dont elle était traitée par quelques Anglais et par les jongleurs du pays, mérite surtout d'être connue. La superstition livrait chaque jour à la mort des centaines d'individus qui, trop confians ou trop fanatiques, venaient réclamer des secours et s'abandonnaient au traitement mystérieux des Brames. Tous les jours les rives de l'Ougly (branche sacrée du Gange) étaient couvertes de ces malheureuses victimes : vingt minutes et quelquefois moins suffisaient pour faire périr les hommes les plus forts et les plus robustes : à peine les premières douleurs se faisaient-elles sentir que les malades perdaient souvent connaissance, et si un prompt secours ne leur était administré, ils expiraient au milieu des plus cruelles souffrances.

Des observations bien détaillées pourront être de quelque utilité, non-seulement pour faire connaître l'état de barbarie dans lequel la médecine se trouve encore dans le Bengale, mais elles pourront jeter un nouveau jour et aider à reconnaître les symptômes de cette terrible maladie, qui, n'étant pas toujours les mêmes, pourraient induire en erreur le médecin le plus expérimenté; circonstance d'autant plus fâcheuse, que le moindre retard dans l'administration des médicamens considérés, et à juste titre, comme spécifiques, serait une faute irréparable et qui coûterait la vie au malheureux attaqué de ce cruel fléau.

Situé sous un ciel brûlant, au milieu des plus fortes chaleurs de l'été, n'ayant pour tout aliment que du riz, buvant l'eau fangeuse du Gange, couché dans la malpropreté, et en plein air la plupart du temps, l'Indien de la dernière classe du peuple surtout, devait plus que tout autre être exposé aux ravages du *Cholera*. La mauvaise qualité des alimens, la grande quantité d'eau que la chaleur obligeait de boire, et surtout le changement brusque qui s'opéra dans l'atmosphère, les chaleurs de l'été ayant immédiatement suivi l'hiver ou la saison froide et humide, peuvent encore être considérés comme les causes de cette épidémie. C'étaient particulièrement les ouvriers employés dans les chantiers et les plus exposés à l'ardeur du soleil qui en étaient atteints les premiers. Les douleurs qu'ils éprouvaient étaient si fortes, que les malades entraient dans des convulsions telles qu'il s'en suivait un emprosthotonos des plus violens, dans lequel tout leur corps ne faisait bientôt plus qu'une boule : j'en ai vu expirer dans cette situation, et on ne pouvait les dérouler après leur mort, tant les articulations étaient roides.

L'épidémie régnait à notre arrivée, et je formai dès lors le projet de mettre en pratique le traitement indiqué dans nos bons auteurs, et particulièrement celui que j'avais constamment vu réussir à Paris, à un médecin dont j'avais long-temps suivi les leçons.

Je commencerai mes observations par celles des Européens qui faisaient partie de l'équipage dont j'étais le chirurgien.

Ire Observation.

Le nommé *Francisque Lacroix*, âgé de vingt-deux ans, matelot, fut pris tout à coup de violentes douleurs d'estomac, accompagnées de vomissemens et de selles très-abondantes; le pouls était petit, intermittent, les yeux égarés, la faiblesse extrême; en moins d'une demi-heure on comptait déjà vingt-quatre vomissemens et presque autant de selles; les douleurs étaient si vives, que le malade fut bientôt livré aux plus fortes convulsions; ses membres étaient tremblans, sa figure violette; enfin les symptômes augmentant toujours, tout annonçait une mort prochaine. Une potion dans laquelle je fis entrer le laudanum à la dose de quarante gouttes lui fut administrée en deux fois dès les premiers vomissemens; cela ne produisit pas de changement, et pendant une demi-heure encore l'état du malade ne s'améliora aucunement; au contraire, il n'existait plus d'intervalle entre les vomissemens et les selles; la région frontale était très-douloureuse, le délire augmentait à chaque instant, les yeux étaient comme couverts d'un voile au rapport du malade. Des synapismes furent appliqués sous la plante des pieds, et une troisième dose de laudanum lui fut donnée. Alors les vomissemens commencèrent à se calmer, les selles diminuèrent peu à peu, mais les douleurs d'estomac continuaient toujours à être aussi violentes, lorsque l'effet des soixante gouttes de laudanum qui avaient été données dans l'espace de trois quarts d'heure se fit sentir : le malade croyait voir autour de lui des spectres; il disait son lit entouré d'une foule d'individus, malgré que je l'eusse prévenu qu'il devait s'attendre à ce phénomène causé par l'opium. Cependant il ne ressentait plus de douleurs, et le pouls dont les battemens avaient presque cessé de se faire sentir pendant les vomissemens, reprit peu à peu et devint même assez bon. Le malade s'assoupit un instant après, s'endormit même jusqu'au soir, où il fut réveillé par de nouvelles douleurs d'estomac qui n'eurent pourtant pas de suite. Une potion antispasmodique dans laquelle je fis entrer quinze grains de camphre, calma ses nouvelles souffrances et lui permit de reposer une partie de la nuit. Le lendemain *Lacroix* fut mis à l'usage de l'eau de riz et fit diète deux jours, au bout desquels ses forces et sa santé étant entièrement rétablies, il put reprendre son travail ordinaire.

IIe OBSERVATION.

Nicolas Jutlet, âgé de trente-trois ans, contremaître d'équipage, se plaignit peu d'instans après son dîner d'éprouver des envies de vomir suivies de fortes douleurs intestinales; les vomissemens ne tardèrent pas à se prononcer, mais les selles furent peu fréquentes; ne me trouvant pas à bord du navire dans ce moment, il ne put recevoir mes secours que près d'une heure après l'invasion de la maladie. A mon arrivée, je trouvai le malade mordant le matelas sur lequel on l'avait couché, et se roulant sur le pont. Le pouls était très-irrégulier, la face colorée, les muscles tendus par de fortes convulsions, les jambes et les pieds froids et presque sans mouvement; une soif des plus ardentes le dévorait, la tête était très-douloureuse et les efforts qu'il faisait pour vomir me faisaient d'autant plus craindre pour ses jours, qu'il était attaqué depuis près de deux ans d'un anévrisme passif du cœur. Je composai sur-le-champ une potion dans laquelle je fis entrer trente-six gouttes de laudanum, et dont *Jutlet* prit les deux tiers en une seule fois. Cependant les vomissemens continuant toujours je ne tardai pas à faire prendre ce qui restait de la potion; il parut alors éprouver un peu de soulagement, et dans l'espace d'une heure n'eut que trois vomissemens. Ils avaient commencé à trois heures de l'après-midi, et à huit heures du soir on en comptait trente-deux. Le malade étant toujours très-altéré, je lui donnai pour boisson de l'eau de riz, dans laquelle j'ajoutai trente gouttes d'éther pour achever de calmer tout-à-fait les vomissemens et surtout l'oppression qu'il éprouvait et qui était causée par l'anévrisme. Le lendemain, le malade eut la fièvre toute la journée, et un peu de dévoiement; l'eau de riz fut continuée, et pendant la nuit je lui fis prendre une potion composée avec le diascordium et la thériaque. La convalescence ne fut pas de longue durée, et *Jutlet* se remit à faire son service quelques jours après, conservant toujours son oppression, ses battemens de cœur, et tous les symptômes qui caractérisent les maladies organiques de cette partie.

IIIe Observation.

Rechute de Francisque Lacroix.

Quoique parfaitement rétabli de sa maladie, et se livrant à ses occupations depuis près d'un mois, *Lacroix* fut de nouveau atteint du *Cholera*, avec cette différence pourtant que la première fois il n'avait fait aucun excès, et que cette dernière, le rhum et l'eau-de-vie paraissaient être les causes de sa rechute. Après avoir bu de ces liqueurs une partie de la nuit, il ressentit de violentes douleurs d'estomac et vomit même plusieurs fois. Ses camarades croyant que c'était une indigestion, le couchèrent dans sa cabane, et le laissèrent jusqu'au lendemain matin sans me prévenir. A six heures je fus appelé et je trouvai le malade sans connaissance, sans mouvement, nageant au milieu de toutes les matières qu'il avait rendues par haut et par bas; les extrémités étaient froides; le pouls ne se faisait sentir qu'à de grands intervalles; la chaleur de la poitrine et les battemens du cœur étaient les seuls indices que le malade vécût encore. Quelques cuillerées d'une potion dont la base était le diascordium fut la première chose que je lui donnai, après l'avoir fait retirer de l'ordure dans laquelle il était couché; je lui appliquai des synapismes sous la plante des pieds, et je lui fis des frictions avec des linges chauds sur toute la surface du corps. Trois quarts d'heure se passèrent sans qu'il me fût possible d'avoir le moindre espoir. Cependant les yeux, qui étaient restés fermés jusqu'à ce moment, commencèrent à s'ouvrir. La potion fut continuée, et un large vésicatoire appliqué entre les deux épaules; l'état du malade fut le même jusqu'au soir, et plusieurs fois dans la journée il eut quelques envies de vomir, mais qui n'eurent pas de suite. La nuit fut assez bonne; le pouls n'était que peu intermittent, et il y eut des sueurs très-abondantes. Le second, le troisième et le quatrième jours, légère agitation dans le pouls et surtout vers le soir. Prescription : eau de riz, pilules camphrées, diète. Le huitième jour, les forces étaient revenues, la convalescence était parfaite, l'appétit bon, et *Lacroix* ne paraissait pas avoir supporté une rechute de *Cholera* qui eût sans doute été mortelle si on eût tardé d'un quart d'heure à lui donner des secours.

IVe Observation.

François ***, matelot, âgé de quarante ans, d'un tempérament sanguin, très-fort et très-robuste, étant couché sur le pont du navire par une nuit d'orage, resta exposé à la pluie depuis dix heures du soir jusqu'au jour. Le lendemain, lassitude dans les jambes, douleurs céphalalgiques, perte d'appétit; vers le soir, fréquentes envies de vomir suivies de si grandes douleurs d'estomac que le malade ne pouvait plus respirer. Dix selles en trente minutes, pouls intermittent et dur, les muscles de la face contractés, engourdissement des bras, des mains et des pieds, vomissemens d'une matière jaunâtre et très-amère, hoquet fréquent. Trente gouttes de laudanum dans quatre onces d'eau ayant été données en trois fois, vers minuit, les selles commencèrent à s'arrêter; mais les vomissemens continuèrent jusqu'à quatre heures du matin, époque à laquelle le pouls changea de nature; il devint fort, vibrant, fréquent; la soif était des plus vives. Je donnai pour boisson, de la limonade faite avec deux gros d'acide tartareux; le pouls devint meilleur dans la soirée, et le lendemain la fièvre était entièrement dissipée. Le malade a conservé un peu de malaise pendant deux ou trois jours, après lesquels s'est fait sentir un mieux bien marqué; l'appétit ne tarda pas à revenir, et tout le reste de la campagne, *François* s'est bien porté.

Ve Observation.

Le nommé *Henry Masson*, matelot, âgé de trente-deux ans, fatigué par l'abus des boissons, quelques jours après avoir fait une orgie, fut pris tout à coup d'une violente douleur du bas-ventre, accompagnée d'une forte tension de cette même partie. La tête était très-douloureuse; le malade éprouvait une grande envie d'uriner, sans cependant pouvoir la satisfaire. Une demi-heure après, les vomissemens commencèrent, et ils devinrent si nombreux qu'il fut impossible de les compter; ils furent presque continuels pendant deux heures, et composés d'une matière d'abord verdâtre et presque noire vers la fin. Les déjections alvines ne furent pas aussi considérables ; cependant on en comptait dix-neuf. Le laudanum fut encore ma ressource, et j'eus le même succès que j'avais obtenu près des autres malades attaqués du *Cholera*. *Masson* en prit quarante gouttes en deux heures de temps, en quatre fois, et la dernière dose arrêta entièrement les selles et les vomissemens. Cet accident ne l'empêcha pas de recommencer à boire deux jours après ; aussi sa santé ne s'est jamais bien rétablie ; ses forces sont tellement épuisées par l'ivrognerie et la débauche, que ce malheureux succombera probablement à la moindre maladie.

VIe Observation.

Le capitaine d'un navire américain, se trouvant dans le port de Calcutta, me fit appeler pour traiter un matelot attaqué du *Cholera* : à mon arrivée ses camarades m'apprirent qu'il avait déjà vomi cinquante à soixante fois, et que le nombre des selles était presque égal. Tous mes soins furent inutiles : je trouvai le malade sans connaissance, ayant les extrémités froides, sans mouvement ; le pouls battant encore, mais ayant les mâchoires tellement resserrées que j'eus beaucoup de peine à lui faire avaler quelques cuillerées d'une potion cordiale, et il expira un quart d'heure après. Sur un équipage de vingt-quatre hommes, c'était le huitième qu'on avait déjà perdu de cette maladie. Cette mortalité peut être attribuée au manque de chirurgien; les lois américaines n'obligeant pas les capitaines navigant au commerce d'en prendre à leur bord.

VIIe OBSERVATION.

Appelé quelques jours après sur un navire anglais, j'arrivai encore trop tard pour sauver le malade. Les premiers symptômes s'étaient déclarés à deux heures de l'après-midi, à quatre heures et demie il était mort. On n'avait pas compté le nombre des selles ni des vomissemens, mais il paraît qu'ils avaient été presque continuels. Pour tout traitement, on n'avait donné au matelot que de l'eau chaude. On pourrait adresser le même reproche aux Anglais qu'aux Américains; cette nation n'a point de chirurgien, même sur des navires qui ont quarante à cinquante hommes d'équipage.

RÉFLEXIONS.

Les superstitions religieuses sont souvent la source de grands maux; les peuples qui manquent de lumières sont la plupart du temps victimes de leurs préjugés; ils payent presque toujours bien cher la trop grande confiance qu'ils ont dans les ministres de leur religion. Persuadés que la mort n'est qu'un changement de vie, ils s'en effraient moins, et se livrent sans crainte à ceux qui, au Bengale, se disent les interprètes des dieux. La caste des Brames et celle des Soudrahcs, trop instruites pour ne pas savoir discerner la vérité, ne laissent pourtant pas de maintenir dans le plus grand des abrutissemens les classes inférieures de la société. C'est principalement au sujet de la médecine, qu'on peut juger combien cette science est peu avancée, et du service qu'on rendrait à ces peuples en les instruisant et leur facilitant les moyens de se procurer les médicamens nécessaires à la guérison des maladies; mais les Anglais, dont la principale philanthropie consiste à savoir gagner de l'argent, ne s'occupent que de leur commerce et ne cherchent pas à tirer de l'ignorance des malheureux dont on trompe tous les jours la bonne foi. Il était difficile de ne pas faire ces réflexions en voyant la manière dont on traitait le *Cholera*. On couchait le malheureux atteint de cette maladie sur un plan orizontal; après lui avoir mis le ventre à découvert, on préparait avec le tabac à fumer, dans le *gargouly*, une pâte homogène, et la prenant ensuite par petites poignées, on l'étalait sur la région épigastrique. Alors on se servait d'une bouteille, ou d'un cylindre de bois, en les roulant sur toute la surface abdominale à peu près de la même manière que font les pâtissiers pour préparer la pâte de leurs gâteaux. A cette opération, qui augmentait les souffrances du patient plutôt qu'elle ne les diminuait, les médecins bengalys joignaient des paroles mystiques; aussi n'ai-je vu aucun malade résister à cette cruelle opération; ils périssaient souvent cinq minutes après qu'elle était commencée, au milieu des plus grandes douleurs. La plupart du temps ils ne se bornaient pas à traiter la maladie comme je viens de le décrire : ils employaient l'eau en grande abondance et en faisaient boire au malade jusqu'au moment où il ne donnait plus signe de vie.

On ne saurait donner le nom de traitement à ces pratiques superstitieuses employées par les médecins bengalys, et avec lesquelles il n'est pas permis de croire qu'ils puissent jamais guérir un malade, à moins que la nature soit assez forte pour triompher de la maladie et de ces pratiques ridicules; mais le traitement que j'ai vu faire aux Anglais, quoique plus méthodique et en apparence plus médical, ne me paraît pas propre à guérir plus de malades; l'eau de tamarin et le *calomèle*, qui ne sont que des laxatifs et des purgatifs, voilà tous les moyens qu'ils employaient, au lieu des anti-spasmodiques et des calmans qui sont, d'après l'expérience, les seuls qui paraissent efficaces.

S'il est un cas où la médecine expectante doive être rejetée de la pratique, c'est sans contredit celui dont nous traitons. Cependant j'ai vu les médecins anglais, loin de faire leur profit du peu de succès qu'ils obtenaient tous les jours par leur mode de traitement, s'obstiner au contraire dans un système tout-à-fait erroné, et augmenter par là, chaque jour, le nombre de leurs victimes ; mais tel est l'esprit systématique, que les exemples les plus frappans ne servent même pas à les corriger. Appelés près des malades atteints du *Cholera*, ils se contentaient d'ordonner une simple boisson, en attendant que les symptômes fussent plus amplement développés ; aussi la plupart du temps, en arrivant la seconde fois, ils trouvaient le malade mort. Le calomèle employé avec succès pour guérir des symptômes véroliques, des ulcères invétérés, des douleurs musculaires, ne peut produire aucun effet salutaire dans une maladie d'irritation, et dans laquelle les évacuations ne sont déjà que trop nombreuses.

Le nombre des naturels que j'ai traités du *Cholera* est si grand, que je me contenterai seulement de présenter les observations les plus curieuses. Le succès n'ayant pas toujours couronné mes soins, parce que très-souvent on ne me fit voir les malades que lorsqu'ils étaient près d'expirer, je joindrai en même temps les observations de ceux qui ont succombés à la force de la maladie.

Pour donner une idée générale de l'invasion, des symptômes, de la marche et de la terminaison de cette épidémie, je dirai qu'elle se manifesta au commencement du mois d'avril 1818, et qu'elle exerça ses funestes ravages jusqu'à la fin d'août. Des chaleurs comme on en voit rarement, se firent sentir de très-bonne heure après un printemps court et très-humide. Tous les jours, pendant le mois de mai et le milieu du mois de juin, le thermomètre montait et se soutenait pendant huit ou dix heures à trente-quatre degrés (R.).

Obligée de travailler au soleil pendant tout ce temps, ne se nourrissant que d'alimens grossiers, la classe ouvrière fut la première attaquée du *Cholera*. La chaleur augmentant toujours, la maladie se propagea bientôt chez toutes les classes de la société; les Européens ne tardèrent pas à en ressentir les funestes effets, et tous les jours, depuis le matin jusqu'au soir, les bûchers étaient allumés sur les rives du Gange pour consumer les corps des nombreuses victimes moissonnées par ce terrible fléau. Ceux à qui leur peu de fortune ne permettait pas de se faire brûler, jetés dans le fleuve sans sépulture, venaient souvent s'arrêter sur les câbles qui servaient d'amarre aux vaisseaux, et c'était alors qu'il m'était possible de juger du nombre de Bengalys qui périssaient chaque jour; et ce grand nombre de cadavres ne contribuait pas peu à propager les miasmes putrides.

Les naturels éloignés de Calcutta, ceux qui habitaient sur la rive opposée, furent bien moins sujets à la maladie, et le nombre des morts fut beaucoup moins considérable parmi eux. Cependant ils éprouvaient le même degré de chaleur; mais n'étant pas obligés de travailler dans les chantiers et sur les bords de l'eau, se nourrissant mieux, usant de substances plus stimulantes, ne couchant pas en plein air, et par conséquent n'étant pas exposés à l'humidité de l'atmosphère pendant la nuit, ils se garantissaient plus aisément d'une épidémie qui a étendu ses plus grands ravages sur un rayon de vingt lieues.

Rarement la maladie se manifestait-elle lentement; la plupart du temps, ceux qui en étaient attaqués, se sentaient tout à coup frappés comme d'un coup de foudre; les douleurs à l'épigastre et dans les intestins étaient extrêmement violentes; les vomissemens très-fréquens et pénibles ; les matières que rendaient les malades étaient vertes, mais plus souvent noires. Les selles étaient en nombre à peu près égal aux vomissemens ; elles étaient presque d'une nature semblable par la couleur à ce qui était rendu par le haut, mais ce n'était que dans le commencement, car vers le milieu, les garde-robes n'étaient plus que de l'eau noirâtre, avec quelques flocons blanchâtres qui s'y trouvaient parfois mêlés. La tête était toujours douloureuse, principalement vers la région frontale, ou sous-orbitaire, et il y avait souvent impossibilité de tenir les yeux ouverts ; les tranchées étaient atroces au rapport des malades, et il semblait qu'on leur déchirait les intestins ; les momens de calme étaient très-rares ; les douleurs commençaient avec les premiers vomissemens et ne cessaient qu'à la mort ou à la disparition de tous les symptômes ; le ventre était ordinairement dur, tendu au point qu'on ne pouvait le toucher sans augmenter les souffrances du malade ; les urines ne coulaient qu'en petite quantité, et même la vessie semblait participer de l'irritation au point qu'il existait une sorte d'envie d'uriner sans cependant pouvoir la satisfaire. Le pouls était petit, intermittent, se faisant à peine sentir; la soif des plus ardentes, une chaleur brûlante dévorant le malade à l'intérieur. Souvent une sueur froide se répandait sur toute la surface du corps; les membres étaient froids, roides; au milieu des vomissemens le malade tombait en syncope, ses forces l'abandonnaient entièrement, la faiblesse était extrême; le délire commençait quelquefois en même temps que les premiers symptômes, souvent il était précédé par des vertiges, des étourdissemens très-fréquens.

La durée de la maladie en Europe, comparée à celle du Bengale, offre une grande différence: en Europe, lorsqu'elle se termine d'une manière malheureuse, la mort arrive rarement avant la fin du premier ou du deuxième jour de l'invasion. Au Bengale, au contraire, il ne fallait souvent que deux à trois heures pour décider de l'issue funeste de la maladie, et ce n'est que lorsque les malades devaient guérir, que les accidens alors moins intenses se prolongeaient pendant un jour ou deux. La terminaison en bien avait lieu quelquefois comme par enchantement; les symptômes d'amélioration étaient la cessation des vomissemens en même temps que celle des déjections alvines. Ordinairement le pouls devenait meilleur, un léger assoupissement s'emparait du malade, et lui procurait un doux sommeil, après lequel les souffrances étaient entièrement calmées. Le rétablissement des urines, des forces, et la diminution de la soif, étaient encore de très-bons signes.

Ce qui m'a le plus étonné, c'est la manière dont l'éther sulfurique soulageait à l'instant même qu'il était administré.

Notre navire, entouré toute la journée par une foule de bateaux bengalys servant à décharger nos marchandises, ou bien à nous en apporter, il était rare que dans le nombre des naturels qui étaient dans ces bateaux il ne s'en trouvât pas toujours quelqu'un qui fût pris du *Cholera* pendant son travail. Sachant qu'il y avait un chirurgien à bord on me l'amenait sur-le-champ. Il me serait difficile de peindre les douleurs atroces de ces malheureux, perdant connaissance la plupart du temps, presque aussitôt que les premiers vomissemens se déclaraient, poussant des cris aigus, éprouvant les plus fortes convulsions, se roulant sur eux-mêmes de manière que leur tête se trouvait entre leurs jambes, ou roidissant leurs membres d'une manière épouvantable. Le supplice le plus affreux peut seul être comparé aux cruelles souffrances que paraissaient éprouver ces malheureux Indiens.

Dans cet état presque désespéré, l'éther sulfurique m'a très-souvent réussi; cinquante ou soixante gouttes dans la moitié d'un verre d'eau étaient d'un effet miraculeux. Quelques minutes suffisaient pour leur rendre la vie et la santé; aussi, pénétrés de reconnaissance, ils se jetaient à mes pieds, et les baisaient pour me remercier de ce que j'avais fait pour eux. La réussite était presque certaine toutes les fois que je pouvais donner mes secours peu de temps après l'invasion de la maladie. Mais les effets étaient si prompts qu'il ne fallait que dix minutes de retard pour causer la mort des malades, et telles étaient pourtant leurs superstitions qu'ils ne se décidaient que difficilement à venir consulter un médecin européen, leur religion leur défendant de prendre nos médicamens, et surtout nos liqueurs fermentées. Ceux qui conservaient encore toutes leurs facultés ne voulaient pas approcher de leur bouche les vases dans lesquels je leur faisais prendre les substances nécessaires à leur guérison ; ils ouvraient la bouche très-largement, et laissaient tomber le liquide de deux pouces de haut, craignant de porter à leurs lèvres les verres dans lesquels nous avions bu. J'en ai vu très-souvent mourir plutôt que de prendre ce que je leur prescrivais.

Je ne rapporterai pas les observations de tous ceux qui sont morts sans avoir voulu se confier à mes soins, ni du très-petit nombre de ceux qui ont guéri spontanément, soit par la force du tempérament, soit par celle de la nature.

OBSERVATIONS DES BENGALYS ATTAQUÉS DU CHOLERA.

VIIIe OBSERVATION.

Le nommé *Rhamcanto*, magi ou patron du bateau qui nous conduisait à terre, me fut amené dans l'état suivant : violentes douleurs intestinales; dix vomissemens et presque autant de selles en une heure de temps; pouls petit, irrégulier; extrémités roides et froides.

Trente gouttes d'éther (1) données en une seule fois, dans un demi-verre d'eau sucrée, produisirent un effet merveilleux; cessation presque instantanée des vomissemens et des

(1) Je n'ai point parlé ici des raisons qui me firent administrer l'éther sulfurique au malade qui fait le sujet de cette observation, plutôt que le *laudanum ;* quelques jours auparavant, un *paria* qui se trouvait sur le pont du navire fut pris tout à coup de douleurs d'estomac extrêmement violentes, et eut même plusieurs vomissemens; je descendis sur-le-champ dans ma chambre, et considérant que les symptômes de la maladie n'étaient pas très-intenses, je versai seulement trente à quarante gouttes d'éther dans un verre d'eau sucrée; l'ayant alors fait prendre au malade, les douleurs cessèrent à l'instant même. Cette guérison subite ne m'étonna point, mais je fis la réflexion que la nature de l'individu devait avoir une grande influence sur la nature de la maladie, et qu'à des doses moindres, un médicament pouvait, chez des individus dont les organes n'étaient point habitués aux liqueurs spiritueuses, produire les mêmes effets que lorsqu'il était administré à des doses plus fortes chez des Européens. Je pensai même que, dans quelques cas, les anti-spasmodiques seuls pouvaient agir d'une manière salutaire; c'est ce qui me détermina à les donner seuls, lorsque les symptômes de la maladie n'étaient pas très-intenses, et, dans le cas contraire, à les associer au *laudanum.*

déjections alvines ; si bien que le soir il put se livrer à son travail ordinaire.

IXe Observation.

Un Madécasse d'origine, que nous avions surnommé *Gargouly*, sa paresse et son penchant à fumer lui faisant passer toute la journée la pipe à la bouche, fut pris vers les neuf heures du matin de tranchées si violentes, qu'il se roulait sur le pont comme un homme furieux. Je voulus lui administrer des anti-spasmodiques, pour calmer ses souffrances ; mais pendant deux heures que durèrent les douleurs, il s'y refusa constamment ; cependant celles-ci s'étant un peu apaisées, les vomissemens et les selles ne tardèrent pas à se déclarer. Le *facies* du malade changea en un instant, au point qu'il était impossible de le reconnaître ; les yeux étaient presque sans mouvement, la bouche béante, une sueur froide découlait sur ses joues qui étaient luisantes comme si on avait passé un vernis dessus. Ce malheureux ayant entièrement perdu connaissance, il me fut possible de lui donner une potion composée avec cinquante gouttes d'éther sulfurique. Il y avait alors cinq heures depuis l'invasion de la maladie, et deux heures seulement que les vomissemens avaient commencé; ils furent si considérables, qu'on ne put les compter. Le nombre des déjections alvines ne fut guère que de huit ou dix. A peine le malade eut-il pris les cinquante gouttes d'éther que les convulsions cessèrent sur-le-champ, et dans l'espace d'une heure il n'eut que trois vomissemens. Peu à peu il reprit connaissance, les sueurs froides se dissipèrent, le pouls se rétablit, et le soir tous les symptômes avaient entièrement disparu; mais ce qui rend cette observation curieuse, c'est qu'en trois jours de temps le malade éprouva une maigreur telle, que tout son corps ressemblait à un squelette; cependant l'appétit était revenu, il ne ressentait plus aucune douleur, et pouvait même travailler sans être fatigué : je l'ai vu pendant un mois, toujours dans le même état de maigreur, et je suis parti sans savoir quelle en serait la suite.

Xe Observation.

Le Bengaly qui faisait tous les jours nos provisions, arriva un matin, éprouvant des douleurs intestinales si violentes, qu'en quelques minutes sa situation devint alarmante; tous les symptômes du *Cholera* se déclarèrent presque instantanément; les vomissemens et les selles étaient continuels. J'administrai une forte dose d'éther dans un verre d'eau sucrée, et je parvins, par ce moyen, à arrêter les évacuations comme par enchantement. Mais les douleurs ne se calmèrent que le soir très-tard, quoique dans la journée je lui eusse donné une potion anti-spasmodique dans laquelle j'avais fait entrer trente gouttes de laudanum. La nuit fut assez bonne, et le lendemain le malade n'était qu'un peu faible; au reste il était assez bien portant et ne cessait tous les jours, quand je le voyais, de m'exprimer par des gestes toute sa reconnaissance.

XIe OBSERVATION.

Le sircar *Nilon*, âgé de quarante-quatre ans, éprouvait depuis deux ou trois jours des douleurs de tête extrêmement fortes; l'appétit était nul, l'abdomen tendu et douloureux par moment : ayant eu quelque rapport avec lui, il me fit appeler; je crus d'abord qu'il avait un embarras gastrique, et mon intention fut même de lui faire prendre l'émétique; fort heureusement qu'avant de le prescrire, je remis au lendemain à examiner de nouveau l'état du malade, et cette attente me fut favorable.

Lorsque j'arrivai, on me fit entendre que depuis minuit *Nilon* vomissait et allait à la selle; et en m'approchant de lui, je le trouvai sans connaissance, la figure violette, froide, les bras et les jambes étant sans mouvement, mais tout le corps éprouvant comme une vive secousse toutes les fois que les vomissemens revenaient. Je courus sur-le-champ à la pharmacie du docteur *Saubolle* et je fis faire une potion composée de quatre onces d'eau distillée de trente gouttes d'éther, et de trente gouttes de laudanum. En rentrant, j'en donnai la moitié au malade en une seule fois, et j'eus la satisfaction de voir que je pourrais le sauver, car une demi-heure après les vomissemens s'arrêtèrent. Les extrémités reprirent un peu de chaleur; le pouls qui jusqu'alors s'était à peine fait sentir, devint beaucoup meilleur. Vers les onze heures du matin, les déjections alvines continuant encore de temps en temps, je fis prendre l'autre moitié de la potion, et je parvins par là à arrêter tout-à-fait les évacuations. Le soir je retournai voir le malade et je le trouvai bien mieux; il avait cependant un peu de fièvre, la tête était lourde, mais les douleurs d'estomac s'étaient entièrement dissipées. Le malade ayant alors refusé de prendre d'autres médicamens que ceux que j'avais donnés dans la matinée, je ne pus rien prescrire pour la nuit qui du reste fut assez bonne. Les jours suivans se passèrent très-tranquillement, et le rétablissement de la santé ne se fit pas long-temps attendre.

XIIe Observation.

Le nommé *Ragonat Dynguy* s'endormit au soleil pendant la plus forte chaleur du jour. Il y resta près de trois heures, et se réveilla en poussant de grands cris, tant les douleurs qu'il éprouvait dans le bas-ventre étaient fortes. On le transporta sur le pont du navire, et en le voyant je désespérai de pouvoir le sauver. A peine l'eut-on amené à bord qu'il commença à vomir et à rendre par le bas une matière noire mêlée de flocons très-épais, et de même couleur. Tout le corps était froid, la figure tout-à-fait décomposée, les yeux fixes et sans mouvement; le laudanum administré à la dose de vingt gouttes n'ayant produit d'abord aucun effet, des sinapismes furent appliqués sous la plante des pieds; mais les vomissemens continuant toujours, je fis prendre au malade le quart d'une seconde potion composée de vingt-cinq gouttes d'éther, et d'autant de laudanum. Les mêmes symptômes durèrent une partie de la nuit, pendant laquelle on acheva de donner le reste de la potion. Le lendemain cessation de tous les accidens qui avaient eu lieu la veille, mais impossibilité au malade de remuer le bras gauche et le pied du même côté. Cette paralysie était-elle un effet de l'irritation qui, changeant de lieu, se serait portée sur tout un côté du corps? Ayant perdu *Dynguy* de vue quelques jours après, je n'ai pu savoir si sa guérison avait été complète.

XIIIe. Observation.

Tacourdache, sircar du navire, ayant passé toute la journée dans les rues de Calcutta par une pluie très-considérable, rentra vers les quatre heures du soir, se plaignant d'éprouver des douleurs d'estomac extrêmement violentes. Le malade ayant mangé le matin en grande abondance d'un *carry* fait avec le fruit du *dana*, croyait que c'était là la cause de ses souffrances. Les symptômes ayant augmenté, et les vomissemens s'étant déclarés presque en même temps que les selles, je fis prendre au malade cinquante gouttes d'éther en une seule fois. L'effet en fut des plus heureux, et deux jours après *Tacourdache* reprit ses occupations, conservant cependant un léger dévoiement et une grande altération, ce qui n'est pas extraordinaire, l'individu qui fait le sujet de cette observation étant d'une santé très-délicate.

Dans les observations que je viens de citer, j'ai autant que possible cherché à rapporter celles qui m'ont paru les plus curieuses. J'ajouterai cependant que presque tous les jours je voyais des Bengalys attaqués du *Cholera*, et que le nombre de ceux que j'ai guéris avec l'éther et le laudanum fut si grand, que je ne puis au juste le déterminer; mais les symptômes étant moins prononcés, les vomissemens et les selles n'étant pas en aussi grande abondance que dans les observations précédentes, je les passerai sous silence, pour donner quelques détails sur certains malades que j'ai traités par les mêmes moyens, et qui cependant ont succombé.

XIVe Observation.

Le nommé *Prennechant*, travaillant dans les chantiers de sir Smith, devant lesquels nous étions mouillés, me fut amené vers les deux heures de l'après-midi dans l'état suivant : douleur très-forte à l'épigastre, vomissemens d'une matière noirâtre, selles de même nature, dont l'odeur était telle qu'il était impossible de la supporter ; le hoquet n'avait pas cessé depuis l'invasion de la maladie ; les extrémités étaient glacées. J'administrai le tiers d'une potion faite avec soixante gouttes de laudanum ; mais tous mes soins furent inutiles : le malade succomba quatre heures après son arrivée à bord, pendant lesquelles il eut trente-deux vomissemens et dix-huit selles, sans compter qu'il y avait plus d'une heure qu'il vomissait à l'époque où il me fut amené.

XVe Observation.

Colon, patron d'un bateau qui nous apportait des sucres, éprouvait depuis quelques jours des douleurs céphalalgiques, une soif des plus ardentes et des frissons presque continuels ; cependant il ne cessait pas de se livrer à son travail ordinaire, lorsque trois jours après l'apparition de tous ces symptômes, étant sur son bateau le long de notre navire, on vint me chercher pour administrer quelque secours à ce malheureux, qui depuis deux heures ne faisait autre chose que vomir et aller à la garde-robe. Les muscles de la face étaient contractés avec prostration totale des forces; le pouls était accéléré, mais petit, irrégulier; les extrémités froides. Le malade ayant été pris de violentes convulsions, il parut tout à coup, sur toute la surface de son corps, des taches violettes, larges comme une pièce de vingt sols; je lui administrai l'éther à la dose de soixante gouttes, mais inutilement; les symptômes déjà très-graves s'accrurent en quelques minutes, et ils furent promptement terminés par la mort.

XVIe Observation.

Chanrouly, calefat, étant à travailler sur le pont du navire, éprouva tout à coup des douleurs d'estomac si aiguës, qu'il fut obligé de cesser son ouvrage: il fut bientôt pris de violentes convulsions qui commencèrent presque en même temps que les vomissemens et les déjections alvines. Connaissant les progrès rapides de cette terrible maladie, je lui donnai sur-le-champ trente gouttes d'éther mêlées à trente gouttes de laudanum dans un verre d'eau sucrée; mais cette potion ne parut faire aucun effet. Bientôt les membres devinrent froids; le malade paraissait éprouver une vive oppression; le pouls, qui chez les autres malades était ordinairement petit, était au contraire très-élevé chez celui-ci, et il y avait une sueur des plus abondantes. Le hoquet survint au milieu de tous ces symptômes, et le malade périt deux heures et demie après l'invasion de la maladie, ayant eu vingt-deux à vingt-quatre vomissemens, et douze selles seulement.

XVIIe Observation.

L'observation du moresque *Visampore* paraîtra encore plus extraordinaire, si on considère que, se portant parfaitement bien à midi, à deux heures il était mort; pendant ce court intervalle il ne cessa pas un seul instant d'aller par haut et par bas. A la réunion de tous les symptômes que j'ai déjà décrits dans les autres observations, ce malade joignait un spasme si violent, qu'ayant saisi le pied d'une table auprès de laquelle on l'avait couché, il le cassa, et cependant c'était un morceau de bois si fort, que j'aurais défié l'homme le plus vigoureux de pouvoir le rompre. Les sinapismes, l'éther et le laudanum restèrent sans effet. Ce malheureux périt au milieu des plus affreuses douleurs.

CONCLUSION.

Je m'arrête ici, bornant ma tâche au rôle d'observateur que je m'étais prescrit; je laisse à d'autres à considérer sous différens rapports la terrible maladie dont je viens de tracer les exemples qui se sont passés sous mes yeux; à la comparer à celle qui porte le même nom en Europe ; à voir quelle part l'influence d'un climat brûlant peut avoir eu sur la rapidité de ses terminaisons fâcheuses ; je me contenterai de faire remarquer combien un traitement simple, mais méthodique et rationnel, a eu d'heureux résultats , et combien on eût sauvé d'individus s'il eût été mis généralement en usage dans la contrée; car je puis, sans craindre d'être accusé d'exagération , assurer que sur huit malades, j'en ai généralement guéri sept. J'avais pris les idées de ce traitement dans les lectures des ouvrages de Sydenham, et dans la doctrine de l'école de Paris; et par un heureux hasard, il se trouve que c'est surtout à des Anglais ou à des peuples soumis à leur domination que j'ai eu l'occasion d'en faire une heureuse application.

Sans doute que mes observations eussent été plus curieuses si j'avais pu y joindre l'autopsie cadavérique d'un certain nombre de ceux que j'ai vu succomber; il m'eût été facile alors de déterminer d'une manière précise le siége de la maladie, et le degré d'altération des organes; mais de telles recherches m'ont été impossibles dans un pays où la vénération pour les morts, les préjugés religieux sont poussés très-loin, et où un étranger s'exposerait non-seulement au blâme général, mais à la vindicte publique, s'il ne paraissait pas avoir le même respect que les naturels pour les objets de leur croyance.

FIN.

DE L'IMPRIMERIE DE CRAPELET.

www.ingramcontent.com/pod-product-compliance
Ingram Content Group UK Ltd.
Pitfield, Milton Keynes, MK11 3LW, UK
UKHW020402220726
13923UKWH00004B/1694